Inhaltsverzeichnis

Vorwort.......................................2
Empfang...................................5
Anamnese.................................11
Massage...................................22
Manuelle Therapie....................27
PNF..37
Mulligan...................................43
Übungen...................................46
Gangschule...............................53
Lymphdrainage.........................55
Elektrotherapie.........................59
Beckenboden Gymnastik..........62
Atemtherapie............................66
Nützliches.................................69
Schlusswort..............................71
Literaturverzeichnis..................72

Vorwort

Wer bin ich?

Ich heiße Caroline Braun und bin die Autorin des "Little Physio".

Ich habe Übersetzung studiert und mehrere Jahre lang als selbstständige Übersetzerin gearbeitet bevor ich einen vollkommen anderen Weg einschlug und Physiotherapeutin wurde.

Nun arbeite ich seit über zehn Jahren als Physiotherapeutin, anfangs im Krankenhaus und anschließend in verschiedenen Praxen.

Warum der Little Physio?

Während all der Jahre sind mir häufig die Verständigungsprobleme zwischen Therapeuten und ausländischen Patienten aufgefallen. Diese führten teilweise zu katastrophalen Folgen für die Therapie und Heilung der Patienten.

Viele Menschen denken, es sei die Aufgabe des Patienten sich die Landessprache anzueignen. Jedoch ist dies nicht immer möglich oder die Kenntnisse des Patienten sind einfach noch nicht gut genug um sich zu verständigen.

Außerdem sind manche Patienten nur für kurze Zeit in Deutschland, beispielsweise im Urlaub, um ihre Familie zu besuchen oder aus geschäftlichen Gründen.

Meine Rolle als Physiotherapeutin ist es nicht zu urteilen, sondern zu behandeln. Dafür ist es meine Aufgabe einen Weg zu finden, die Behandlung bestmöglich durchzuführen.

Das ist der Grund warum ich den Little Physio geschaffen habe.

Dieser Übersetzer besteht aus hunderten von Sätzen, die es dem Therapeuten ermöglichen, mit dem ausländischen Patienten zu kommunizieren und somit die Behandlung viel schneller und einfacher auszuführen.

Zur einfachen Handhabung ist dieses Buch in mehrere Kapitel wie „Empfang", „Massage", „Übungen","Lymphdrainage" etc. eingeteilt.

Somit lässt sich der benötigte Satz viel einfacher und schneller finden.

Um das Buch zu ergänzen, haben Sie die Möglichkeit sich die App für Ihr Handy, Android Tablet oder auch iPhone oder iPad zuzulegen.

Die App „Littlephysio" ist im Google-PlayStore sowie im AppStore von Apple erhältlich.

Die App ist eine Audioversion des Buches, die es Ihrem Handy oder Tablet ermöglicht an Ihrer Stelle zu „sprechen".
Sie tippen auf den gewünschten Satz und Ihr Handy gibt den Satz in der Sprache des Patienten wieder.

Ein Demo-Video finden Sie auf youtube oder auf littlephysio.com

Ich denke, man entscheidet sich dazu Physiotherapeut zu werden, um seinem Nächsten zu helfen. Und dabei sollte es egal sein, ob er unsere Sprache spricht oder nicht.

Dies ist nun möglich :)

Caroline Braun

Empfang

Accoglienza

1. Guten Tag
  Buon giorno

2. Ich heiße...
  Mi chiamo

3. Haben Sie ein Rezept vom Arzt?
  Ha una ricetta del dottore?

4. JA
  Si

5. NEIN
  No

6. Haben Sie Ihre Versicherungskarte?
  Ha il libretto assicurativo?

7. Können Sie das nächste mal die Karte bringen?

Lo può portare la prossima volta?

8. Können Sie mir bitte Ihre Telefonnummer aufschreiben?

Mi scrive il suo numero di telefono per favore?

9. Da ist ein Fehler beim Rezept, Sie müssen wieder zum Arzt damit er Ihnen ein neues Rezept gibt.

Qui c´é un sbaglio sulla ricetta per piacere vada di nuovo dal dottore, a chiedergli una ricetta nuova.

10. Haben Sie einen Bericht / Röntgen, CT-Bilder vom Arzt?

Ha un rapporto / Radiografia, TAC del dottore?

11. Können Sie das nächste Mal die Bilder, den Bericht mitnehmen?

La prossima volta mi porti il rapporto, le radiografie?

12. Da sind Ihre Termine

Questi sono i suoi appuntamenti

13. Wenn die Termine für Sie nicht gehen, sagen Sie es mir.

Se li appuntamenti non vanno bene per lei, melo dica.

14. Da geht es nicht?

Qui non vá?

15. An dem Tag nicht?

Questo giorno non vá?

16. Lieber Vormittags

Meglio di mattina?

17. Lieber Nachmittags

Meglio di pomeriggio?

18. Montag

Lunedì

19. Dienstag

Martedì

20. Mittwoch
Mercoledì

21. Donnerstag
Giovedì

22. Freitag
Venerdì

23. Samstag
Sabato

24. Sonntag
Domenica

25. Es tut mir Leid, Sie sind zu früh
Mi dispiace, ma lei è in anticipo

26. Es tut mir Leid, Sie sind zu spät
Mi dispiace, ma lei è in ritardo

27. Diese Woche geht es nicht
Questa settimana non vá

28. Heute geht es nicht
Oggi non vá

29. Erst nächste Woche
La prossima settimana

30. Erst nächsten Monat
Il prossimo mese

31. Die Therapeutin / der Therapeut ist in Urlaub
Il terapista é in vacanze

32. Die Therapeutin / der Therapeut ist krank
Il terapista é malato

33. Wollen Sie zum anderen Therapeut ?
Vuole andare da un altro terapista?

34. JA

Si

35. NEIN

No

36. Wollen Sie bei demselben Therapeut / derselben Therapeutin bleiben?

Desidera lo stesso terapista?

37. Wollen sie warten bis der Therapeut / die Therapeutin wieder da ist?

Vuole aspettare finché arriva il terapista?

38. Hier ist Ihre Rechnung.

Qui é il suo conto

39. Wollen Sie jetzt Zahlen?

Vuole pagare adesso?

40. Wollen Sie bar zahlen?

Vuole pagare in contanti?

Anamnese

Anamnesi

1. Ziehen Sie sich aus bitte
   Si spogli per favore

2. Können Sie Ihr Oberteil ausziehen?
   Può togliersi il disopra?

3. Können Sie Ihre Hose ausziehen?
   Può togliersi il pantalone?

4. Können Sie ihren Rock ausziehen?
   Può togliersi la gonna?

5. Haben Sie Schmerzen?
   Ha dei dolori?

6. Ja
   Si

7. Nein
No

8. Zeigen Sie mir wo Sie Schmerzen haben
Mi faccia vedere dove ha dolori

9. Wo haben Sie Schmerzen?
Dove ha dolori?

10. Strahlen Sie in den Arm aus?
Vanno per il braccio?

11. Strahlen Sie in das Bein aus?
Vanno nella gamba?

12. Bis wohin strahlen die Schmerzen?
Fino dove arrivanno i dolori?

13. Zeigen Sie es mir
Mi faccia vedere

14. Haben Sie Taubheitsgefühle?
Sente la mancanza di sensibilità?

15. Wo?
Dove?

16. Haben Sie Lähmungserscheinungen?
Ha dei sindromi di paralizzo?

17. Haben Sie Ameisenlaufen?
Ha dei formicolii?

18. Wo?
Dove?

19. Seit wann?
Da quando?

20. Seit Tagen
Da giorni

21. Seit Wochen
Da settimane

22. Seit Monaten
Da mesi

23. Seit Jahren
Da anni

24. Wie ist der Schmerz?
Com´é il dolore?

25. Stechend
Punge

26. Dumpf
Cupo

27. Ziehend
Tira

28. Ist der Schmerz langsam entstanden?
Il dolore si è sviluppato piano

29. Ist der Schmerz schnell entstanden?
Il dolore si è sviluppato subito?

30. Hält der Schmerz lange?
Il dolore tiene a lungo?

31. Mehrere Sekunden
Dei secondi

32. Mehrere Minuten
Dei minuti

33. Mehrere Stunden
Delle ore

34. Mehrere Tage
Dei giorni

35. Hatten Sie einen Unfall?
Ha avuto un incidente?

36. Sind Sie schon behandelt worden?
È stato visitato già?

37. Ja
Si

38. Nein

No

39. Haben sie Bluthochdruck?

Lei soffre di ipertensione

40. Haben Sie Diabetis?

Ha il diabete?

41. Ist Ihnen schwindelig?

Soffre di vertigini?

42. Sind Sie schwanger?

Lei è incinta?

43. Im wievielten Monat?

Di quanti mesi?

44. Nehmen Sie Schmerzmittel?

Prende dei antidolorifici?

45. Nehmen Sie Blutverdünnungsmedikamente / Medikamente ?

Lei si prende dei medicamenti per diluire il sangue?

46. Haben Sie Probleme mit der Schilddrüse?
Ha dei problemi con la tiroide?

47. Haben Sie Herzprobleme?
Ha dei problemi con il cuore?

48. Haben Sie Kopfschmerzen?
Ha dei dolori di testa?

49. Sind Sie operiert worden?
È stato operato?

50. Wann sind Sie operiert worden?
Quando é stata l'operazione?

51. Vor Tagen
Da giorni

52. Vor Monaten
Da mesi

53. Vor Jahren
Da anni

54. Sie müssen zum Arzt gehen
Lei ha bisogno di andare dal dottore

55. Haben Sie Schmerzen bei Belastung?
Ha dei dolori nel momento di sforzo?

56. Haben Sie Ruheschmerzen?
Ha dei dolori nel momento di riposo?

57. Wann sind die Schmerzen am schlimmsten?
In quale situazioni sono piú forte i dolori?

58. Morgens
La mattina

59. Abends
La sera

60. Nachts
La notte

61. Immer gleich
Sempre uguale

62. Beim Gehen aufwärts
Quando sale

63. Beim Gehen abwärts
Quando scende

64. Beim Treppenhochsteigen
Quando sale le scale

65. Beim Treppenruntersteigen
Quando scende le scale

66. Beim langen Sitzen?
Mentre è seduta alungo?

67. Nach langem Sitzen?
Dopo che è stato seduto molto tempo?

68. Bei kleinen Bewegungen?
Mentre dei muovimenti piccoli?

69. Waren Sie im Krankenhaus /Kur?
E stato all´ ospedale, in casa di cura?

70. Wie lange?

Per quando tempo?

71. Mehrere Tage

Alcuni giorni

72. Mehrere Wochen

Alcune settimane

73. Mehrere Monate

Alcuni mesi

74. Wann sind Sie vom Krankenhaus entlassen worden?

Quando è stato dimesso dall´ospedale?

75. Gestern

Ieri

76. Vorgestern

Avanti ieri

77. Vor ein Paar Tagen

Un paio di giorni fa

78. Wieviele ?

Quanti?

79. Vor ein Paar Wochen

Alcune settimane fa

80. Vor ein Paar Monaten

Alcuni mesi fa

Massage

Massaggio

1. Ziehen Sie sich aus bitte
   Si spogli per favore

2. Können Sie Ihr Oberteil ausziehen?
   Puo togliersi il disopra?

3. Können Sie Ihre Hose ausziehen?
   Puo togliersi il pantalone?

4. Können Sie ihren Rock ausziehen?
   Puo togliersi la gonna?

5. Legen Sie sich auf den Rücken
   Si puo sdraiarsi sulla schiena

6. Legen Sie sich auf den Bauch
   Si puo sdraiarsi sulla pancia

7. Legen Sie sich auf die rechte Seite
   Si puo sdraiarsi sul´lato destro

8. Legen Sie sich auf die linke Seite
   Si puo sdraiarsi sul´lato sinistro

9. Kopf hier, bitte
   La testa qui per favore

10. Wollen Sie eine Decke?
   Vuole una coperta?

11. Ist Ihnen kalt ?
   Ha freddo?

12. Ist Ihnen zu warm?
   Ha caldo?

13. Legen Sie den rechten Arm runter
   Appoggi il braccio destro, sotto

14. Legen Sie den rechten Arm hoch
  Appoggi il braccio destro, sopra

15. Legen Sie den rechten Arm am Körper entlang
  Appoggi il braccio destro verso il corpo

16. Legen Sie den linken Arm runter
  Appoggi il braccio sinistro, sotto

17. Legen Sie den linken Arm hoch
  Appoggi il braccio sinistro, sopra

18. Legen Sie den linken Arm am Körper entlang
  Appoggi il braccio sinistro verso il corpo

19. Setzen Sie sich hin, bitte
  Si sieda per favore

20. Schulter locker lassen
  Lasci sciolte la spalla

21. Nach vorne schauen
Guardi avanti

22. Tut es weh?
Le fà male?

23. Tue ich Ihnen weh?
Le faccio male?

24. Zeigen Sie mir wo es weh tut
Mi faccia vedere dove le fà male

25. Ist der Druck gut?
Va bene la pressione cosi?

26. JA ?
SI?

27. NEIN?
NO?

28. Stärker ?
Piu forte?

29. Schwächer ?
Piu piano?

30. Besser?
Meglio?

31. Schlechter?
Peggio?

Manuelle Therapie

Terapia manuale

1. Ziehen Sie sich aus bitte
   Si spogli per favore

2. Können Sie Ihr Oberteil ausziehen?
   Puo togliersi il disopra?

3. Können Sie Ihre Hose ausziehen?
   Puo togliersi il pantalone?

4. Können Sie ihren Rock ausziehen?
   Puo togliersi la gonna?

5. Wo haben Sie Schmerzen?
   Dove ha dei dolori?

6. Ist es besser geworden seit der letzten Behandlung?
   Va meglio dal´ultima terapia?

7. Ist es schlechter geworden?
È peggiorato?

8. Haben Sie jetzt mehr Schmerzen?
Ha più dolori di prima?

9. Haben Sie jetzt weniger Schmerzen?
Ha meno dolori di prima?

10. Wo sind jetzt die Schmerzen?
Dove ha adesso il dolore?

11. Stehen Sie auf ein Bein
Resti su una gamba

12. Jetzt auf das andere Bein stehen
Adesso su l´altra gamba

13. Stehen Sie auf die Fersen
Si metta sui calcagni

14. Stehen Sie auf die Fußspitzen
Resti sulle punte dei piedi

15. Setzen Sie sich hin
Si sieda

16. Machen Sie sich rund
Si metta awolto su se stesso

17. Kopf einrollen
Avvolga la testa

18. Zieht es?
Le tira?

19. Ist es schmerzhaft?
Fà male?

20. So weniger ?
Così di meno?

21. So mehr?
Così di più?

22. Besser ?
Meglio?

23. Schlechter?

Peggio?

24. Heben Sie den Kopf

Alzi la testa

25. Kopf nach oben / nach oben schauen

Alzi la testa in sù / guardi in sù

26. Kopf nach unten / nach unten schauen

In giù la testa / Guardi in giù

27. Kopf nach links drehen

Giri la testa a sinistra

28. Kopf nach rechts drehen

Giri la testa a destra

29. Kopf nach links neigen

Pieghi la testa a sinistra

30. Kopf nach rechts neigen

Pieghi la testa a destra

31. Locker lassen

Rilassare

32. Nicht helfen, ich mache die Bewegung, Sie lassen locker

Non aiuti, io faccio i movimenti, si rilassi

33. Arme hoch

In alto le braccia

34. Rechter Arm hoch

In alto il braccio destro

35. Rechter Arm runter

Abbassi il braccio destro

36. Linker Arm hoch

In alto il braccio sinistro

37. Linker Arm runter

Abbassi il braccio sinistro

38. Bein beugen

Piegare la gamba

39. Bein strecken

Stendere la gamba

40. Knie beugen

Piegare il ginocchio

41. Knie strecken

Stendere il ginocchio

42. Bein heben

Alzare la gamba

43. Legen Sie sich auf den Rücken

Si può sdraiarsi sulla schiena

44. Legen Sie sich auf den Bauch

Si può sdraiarsi sulla pancia

45. Legen Sie sich auf die rechte Seite

Si può sdraiarsi sul´lato destro

46. Legen Sie sich auf die linke Seite

Si può sdraiarsi sul´lato sinistro

47. Kopf hier, bitte
La testa qui per favore

48. Setzen Sie sich hin
Si sieda

49. Machen Sie die Bewegung leicht mit.
Faccia anche lei i movimienti insieme

50. Drücken Sie gegen meinen Widerstand
Spinga verso la mia resistenza

51. Drücken Sie stärker
Spinga più forte

52. Drücken Sie leichter
Spinga più piano

53. Das ist eine Übung für Zuhause
Questo è un esercizio per farlo a casa

54. Beine aufstellen
Le gambe erette

55. Bauch anspannen
   Tendere la pancia

56. Po anspannen
   Tendere il sedere

57. Beine anspannen
   Tendere le gambe

58. Arme anspannen
   Tendere le braccia

59. Entspannen
   Rilasciare

60. Es kann sein, dass es ein Bißchen weh tut
   Puo essere che fà male un pó

61. Ich zeige es Ihnen, dann machen Sie es nach
   Io le faccio vedere, lei lo rifá

62. Machen Sie 3 Serien à 10 Wiederholungen
   Lo fá 3 volte 10

63. Machen Sie 3 Serien à 15 Wiederholungen
Lo fá 3 volte 15

64. Machen Sie 3 Serien à 20 Wiederholungen
Lo fá 3 volte 20

65. Machen Sie 3 Serien à 30 Wiederholungen
Lo fá 3 volte 30

66. 1 mal die Woche
Una volta la settimana

67. 2 mal die Woche
Due volte la settimana

68. 3 mal die Woche
Tre volte la settimana

69. 1 mal pro Tag
Una volta al giorno

70. 2 mal pro Tag
Due volte al giorno

71. 3 mal pro Tag

Tre volte al giorno

72. Machen Sie die Übung vor dem Spiegel

Faccia questi esercizi d´avanti lo specchio

73. Sitzen Sie vor dem Spiegel

Si sieda d´avanti lo specchio

74. Stehen sie vor dem Spiegel

Si metti in piedi d´avanti lo specchio

75. Das darf nicht weh tun

Questo non deve far del male

76. Das darf nicht passieren

Questo non deve succedere

PNF

Rieducazione propriocettiva

1. Legen Sie sich auf den Rücken
   Si può sdraiarsi sulla schiena

2. Legen Sie sich auf den Bauch
   Si può sdraiarsi sulla pancia

3. Legen Sie sich auf die rechte Seite
   Si può sdraiarsi sul lato destro

4. Legen Sie sich auf die linke Seite
   Si può sdraiarsi sul lato sinistro

5. Kopf hier, bitte
   La testa qui per favore

6. Ich zeige Ihnen wie die Bewegung aussehen soll
   Le faccio vedere il movimento come deve fare

7. Ich mache die Bewegung, Sie lassen den Arm locker

   Io faccio il movimento e lei lascia il braccio rilasciato

8. Ich mache die Bewegung, Sie lassen das Bein locker

   Io faccio il movimento e lei lascia la gamba rilasciata

9. Jetzt drücken Sie gegen meinen Widerstand

   Spinga verso la mia resistenza

10. Finger, Hand aufmachen

   Apri le dita, la mano

11. Finger, Hand zumachen

   Chiuda le dita, la mano

12. Ellbogen strecken

   Stendere il gomito

13. Ellbogen beugen

   Piegare il gomito

14. Bein hoch
La gamba sù

15. Bein runter
La gamba giù

16. Bein in die Richtung anspannen
Tendere la gamba in questa direzione

17. Knie beugen
Piegare il ginocchio

18. Knie strecken
Stendere il ginocchio

19. Hüfte beugen
Piegare i fianchi

20. Hüfte strecken
Stendere i fianchi

21. Entspannen / locker lassen
Rilassare

22. Mehr
Di piú

23. Weniger
Di meno

24. Stärker
Piú forte

25. Schwächer
Piú debole

26. Langsamer
Piú piano

27. Schneller
Piú svelto

28. Nach oben drücken
Spingere in sù

29. Nach unten drücken
Spingere giù

30. Jetzt in die andere Richtung
Adesso nell'altra direzione

31. Richtung gegenüberliegende Schulter
Direzione di fronte la spalla

32. Richtung gegenüberliegende Hüfte
Direzione di fronte ai fianchi

33. Richtung Ohr
Direzione verso l'orechio

34. Richtung Nase
Direzione verso il naso

35. Richtung Fenster
   Direzione verso la finestra

36. Richtung Tür
   Direzione verso la porta

37. Richtung Wand
   Direzione verso il muro

38. Richtung Uhr
   Direzione verso l'orologio

Mulligan

Mulligan

1. **Zeigen Sie mir bei welcher Bewegung sie Schmerzen haben**
   Mi faccia vedere quale movimento fa male

2. **Lassen Sie locker**
   Si rilassi

3. **Machen Sie jetzt die Bewegung noch einmal**
   Ripeta il movimento

4. **Ist es besser?**
   Meglio così?

5. **Haben Sie Schmerzen bei Treppenhochsteigen ?**
   Ha dei dolori quando sale le scale?

6. **Haben Sie Schmerzen bei Treppenruntersteigen ?**
   Ha dei dolori quando scende le scale?

7. Ist es besser so?

Meglio così?

8. Sie dürfen keine Schmerzen haben, wenn es weh tut sagen Sie Stopp.

Non deve avere dolore, se fà male mi dica "stop".

9. Wenn der Gurt weh tut lege ich ein Polster zwischen Ihnen und dem Gurt.

Se le fà male la cinta, metto un cuscino in mezzo.

10. Daheim können Sie diese Übung mit einem Handtuch machen

A casa puo fare questo esercizio con un asciuga mano

11. Daheim können Sie diese Übung mit einem Theraband machen

A casa può fare questo esercizio con una gomma terapotica

12. Daheim können Sie diese Übung mit einem Stab machen

A casa può fare questo esercizio con un bastone

13. Den Ball können Sie im Sportgeschäft kaufen.

Questa palla la può comprare in un negozio sportivo

14. Das Theraband können Sie im Sportgeschäft kaufen.

Questa gomma terapotica la puó comprare in un negozio sportivo

15. Es soll rot sein

Deve essere rosso

16. Es soll grün sein

Deve essere verde

Übungen

Esercizi

1. Beugen
   Piegare

2. Strecken
   Stendere

3. Anspannen
   Tendere

4. Entspannen
   Rilasciare

5. Gesäß nach hinten
   Il sedere in dietro

6. Bauch anspannen / angespannt lassen
   Tendere la pancia / lasciare teso

7. Bleiben Sie so ein Paar Sekunden, dann entspannen
Rimanga così un paio di secondi, poi si rilasci

8. Es darf keine Bewegung stattfinden
Non ci deve essere un movimento

9. Das ist für die Koordination
Questo e per la coordinazione

10. Machen Sie 3 Serien à 10 Wiederholungen
Lo fá 3 volte 10

11. Machen Sie 3 Serien à 15 Wiederholungen
Lo fá 3 volte 15

12. Machen Sie 3 Serien à 20 Wiederholungen
Lo fá 3 volte 20

13. Machen Sie 3 Serien à 30 Wiederholungen
Lo fá 3 volte 30

14. Machen Sie Pause zwischen den Serien
Faccia delle pause durante le sedute

15. Ein Paar Sekunden
Un paio di secondi

16. Ein Paar Minuten
Un paio di minuti

17. Wieviel?
Quanto?

18. 1 mal die Woche
Una volta la settimana

19. 2 mal die Woche
Due volte la settimana

20. 3 mal die Woche
Tre volte la settimana

21. 1 mal pro Tag
Una volta al giorno

22. 2 mal pro Tag
Due volte al giorno

23. 3 mal pro Tag
Tre volte al giorno

24. Machen Sie die Übung vor dem Spiegel
Faccia questo esercizio davanti lo specchio

25. Sitzen Sie vor dem Spiegel
Si sieda davanti lo specchio

26. Stehen sie vor dem Spiegel
In piedi davanti lo specchio

27. Das ist für die Kräftigung
Questo é per rinforzare

28. Zuhause jeden Tag machen
Farlo ogni giorno a casa

29. Machen Sie die Übungen vor dem Spiegel damit Sie sich korrigieren können
Faccia questi esercizi davanti lo specchio, per correggere se stesso

30. Das darf nicht passieren
Questo non deve succedere

31. Das ist falsch
Questo é sbagliato

32. So ist es richtig
Cosi é giusto

33. Langsam
Piano

34. Langsamer
Più piano

35. Schnell
Veloce

36. Schneller
Più veloce

37. Nicht ruckartig
Non a strappi

38. Sie dürfen keine Schmerzen bei den Übungen haben.

Non deve avere dei dolori mentre fa l'esercizio

39. Wenn Sie Schmerzen haben, während Sie die Übungen machen, lassen Sie die Übung sein und sagen es mir das nächste Mal.

Se ha dei dolori mentre fa l'esercizio, lasci stare e melo dica la prossima volta

40. Haben Sie die Übungen gemacht?

Ha fatto gli esercizi?

41. Haben Sie dabei Schmerzen gehabt?

Ha avuto dei dolori mentre ha fatto l'esercizio?

42. Zeigen Sie mir wo Sie Schmerzen hatten

Mi faccia vedere dov' era il dolore?

43. Zeigen Sie mir wie Sie die Übung machen.

Mi faccia vedere come ha fatto l'esercizio.

44. Stehen sie auf dem rechten Bein

Stia in piedi sulla gamba destra

45. Stehen sie auf dem linken Bein
Stia in piedi sulla gamba sinistra

46. Stehen sie auf einem Bein
Stia in piedi su una gamba

47. Das ist für das Gleichgewicht
Questo é per l'equilibrio

48. Versuchen Sie nicht zu wackeln
Provi a non traballare

49. Diese Bewegung können Sie in den Alltag einbauen
Questo movimento puó farlo ogni giorno

Gangschule

Rieducazione mobile

1. Stehen Sie gerade
 Si metta diritto in piedi

2. Machen Sie kleinere Schritte
 Faccia dei passi più piccoli

3. Machen Sie größere Schritte
 Faccia dei passi più grande

4. Machen Sie regelmäßige Schritte
 Faccia dei passi regolari

5. Den Fuß abrollen
 Faccia scorrere il piede

6. Zuerst auf Ferse, dann rollt der Fuß, dann drücken Sie den Fuß vor mit dem Vorfuß
 Prima sul calcagno, poi scorra il piede, spinga il piede avanti con il davanti del piede

7. Die Gehstütze gehen mit dem kranken Bein zusammen.

Questo aiuto deve andare con la gamba malata

8. Arme locker am Körper pendeln lassen

Lasci andare le braccia penzolanti per il corpo

Lymphdrainage

Linfodrenaggio

1. **An diesem Arm darf man kein Blutdruck messen oder Spritzen**

    Su questo braccio non si deve misurare la pressione né fare puntura

2. **Sie sollen sich möglichst nicht verletzten**

    Cerci di non ferirsi

3. **Sie dürfen nicht heiß baden oder zu lange in der Sonne liegen**

    Non deve fare bagno caldo né stare molto al sole

4. **Wenn Sie einen schmerzhaften Ausschlag haben, gehen Sie sofort zum Arzt.**

    Se ha un sfogo doloroso, subito del medico

5. **Legen Sie oft, mehrmals pro Tag die Beine hoch**

    Metta piú tempo possibile al giorno le gambe alzate

6. Legen Sie oft, mehrmals pro Tag das Bein hoch

Metta piú tempo possibile al giorno la gamba alzata

7. Legen Sie oft, mehrmals pro Tag den Arm hoch

Metta piú tempo possibile al giorno il braccio alzato

8. Haben Sie einen Kompressionsstrumpf ?

Ha una calza antitrombose?

9. Haben Sie Kompressionsstrümpfe?

Ha delle calze antitrombose?

10. Den Strumpf müssen Sie jeden Tag tragen

La calza la deve portare ogni giorno

11. Die Strümpfe müssen Sie jeden Tag tragen

Le calze le deve portare ogni giorno

12. Den Strumpf müssen Sie Tag und Nacht tragen

La calza la deve portare giorno e notte

13. Die Strümpfe müssen Sie Tag und Nacht tragen

Le calze le deve portare giorno e notte

14. Sie sollen keine einengende Kleidung tragen.

Non deve portare dei vestiti stretti

15. Legen Sie sich auf den Rücken

Si può sdraiarsi sulla schiena

16. Drehen Sie sich auf den Bauch

Si gira sulla pancia

17. Können Sie sich auf den Bauch legen oder wollen Sie lieber sitzen?

Si puó sdraiare sulla pancia o meglio sedersi?

18. Sitzen?

Sedersi?

19. Bein aufstellen

Alzi la gamba

20. Beine aufstellen

Alzi le gambe

21. Ein Bisschen zu mir rutschen

Scivoli un pó verso di me

22. Rutschen Sie nach links
Scivoli verso sinistra

23. Rutschen Sie nach rechts
Scivoli verso destra

24. Rutschen Sie kopfwärts
Scivoli verso la testa

25. Rutschen Sie fußwärts
Scivoli verso i piedi

26. Tut es weh?
Fà male?

27. Es darf nicht weh tun
Non deve far male

Elektrotherapie

Elettroterapia

1. Ich werde 2 Elektroden anlegen
   Le metto 2 elettrodi

2. Ich werde 4 Elektroden anlegen
   Le metto 4 elettrodi

3. Es fließt noch kein Strom
   Non scorre ancora corrente

4. Ich drehe den Strom langsam hoch
   Giro piano ad alzere la corrente

5. Sie sagen es mir sobald Sie Strom spüren
   Mi dica quando comincia a sentire la corrente

6. Spüren Sie den Strom?
   Sente la corrente?

7. Es soll angenehm sein
   Deve essere gradevole

8. Ist es angenehm?
   É gradevole?

9. Sie sollen den Strom nur ganz leicht spüren
   Deve sentire la corrente leggermente

10. Jetzt drehe ich den Strom runter bis Sie ihn nicht mehr spüren
   Ora le giro la corrente giú finché non la sente piú

11. Es dauert circa 10 Minuten
   Dura ca. 10 minuti

12. Es dauert circa 15 Minuten
   Dura ca 15 minuti

13. Es dauert circa 20 Minuten
   Dura ca. 20 minuti

14. Wenn es fertig ist, komme ich und mache die Elektroden weg.

Quando é finito vengo é gli levo gli elettrodi

15. Wenn Sie ein Problem haben, rufen Sie mich.

Se ha dei problemi, mi chiami

16. Ich bin nebenan

Sono quí vicino

Beckenboden Gymnastik

Esercizi per la Diaframma pelvico

Kurz

1. Der Beckenboden ist der Muskel der zwischen Schambein und Steißbein ist.

Il diaframma pelvico é il muscolo frá l'osso pubico e il coccige.

2. Seine Aufgabe ist hauptsächlich die Öffnungen, die sich da befinden zu schließen.

La sua funzione é quella di chiudere le aperture che ci si trovano

3. Er arbeitet mit den Bauchmuskeln und mit dem Zwerchfell zusammen.

Lavora con i muscoli addominali e con il diaframma insieme.

4. Deshalb muß man diese Muskeln auch mitarbeiten lassen um den Beckenboden zu kräftigen.

Per questo bisogna far lavorare questi muscoli per rafforzare il diaframma pelvico.

5. **Versuchen Sie den Beckenboden anzuspannen indem Sie so anspannen wie wenn Sie aufs Klo müssten, es aber nicht könnten.**

   provi a tendere il diaframma pelvico come se dovesse andare in bagno ma non puó.

<u>Lang</u>

1. **Der Beckenboden ist der Muskel der sich zwischen rechter und linker Sitzbeinhöcker, Steißbein und Schambein befindet.**

   Il diaframma pelvico é il muscolo che si trove trá l'osso ischio destro e sinistro, il coccige e l'osso pubico.

2. **Der Beckenboden trägt wesentlich dazu bei, dass Sie Ihren Urin- und Stuhlabgang kontrollieren können. Durch regelmäßiges Training können Sie einer Inkontinenz vorbeugen oder bestehende Probleme günstig beeinflussen.**

   Il diaframma pelvico ha il compito di controllare la vostra fuori uscita di urina e feci. Per questo bisogna allenarlo regolarmente.

3. **Weiterhin bietet der Beckenboden den inneren Bauchorganen Halt und stützt sie von unten. Daher können Sie mit einem Becken-bodentraining Senkungsbeschwerden entgegenwirken.**

Il diaframma pelvico dá supporto agli organi addominali da sotto, per questo con allenamento anticipa un abbassamento degli organi.

4. **Um diese Aufgaben erfüllen zu können, arbeitet der Beckenboden zusammen mit der Bauchmuskulatur und dem Zwerchfell, dem wichtigsten Atemmuskel.**

Per far sì che questi esercizi riecano il diaframma pelvico lavora con i muscoli addominali e il diaframma, il principale muscolo respiratorio.

5. **Deshalb muß man diese Muskeln auch mitarbeiten lassen um den Beckenboden zu kräftigen.**

Per questo bisogna far lavorare i muscoli per far sí che il diaframma pelvico si rafforzi

6. **Versuchen Sie, die Beckenbodenmuskulatur anzuspannen indem Sie sich vorstellen daß Sie Ihren After und Ihre Scheide verschließen.**

Provi a tendere il diaframma pelvico come se volesse chiudere l'ano e la sua vagina.

7. Versuchen Sie den Beckenboden anzuspannen indem Sie so anspannen wie wenn Sie aufs Klo müssten, es aber nicht könnten.

Provi a tendere il diaframma pelvico come se devesse andare in bagno me non puó.

8. Tief einatmen, beim langsamen Ausatmen Bauch anspannen.

Aspiri profondamente e poi respiri piano tendere la pancia

9. Ich zeige es Ihnen, dann machen Sie es nach.

Le faccio vedere dopo lei lo rifá.

Atemtherapie

Riabilitazione respiratoria

1. Atmen Sie durch die Nase ein
   Aspiri con il naso

2. Atmen Sie durch den Mund aus
   Respiri con la bocca

3. Ich mache es vor, Sie machen es nach.
   Le faccio vedere come deve fare, e lei lo rifá

4. Langsam
   Piano

5. Langsamer
   Più piano

6. Schnell
   Veloce

7. Schneller
Piú veloce

8. Tief
Profondamente

9. Tiefer
Più profondamente

10. Oberflächig
Superficialmente

11. Oberflächiger
Più superficialmente

12. Atmen Sie mehr in den Bauch
Respiri piu nella pancia

13. Der Bauch soll dicker werden wenn Sie einatmen.
La pancia deve gonfiarsi quando lei aspire

14. Legen Sie die Hände auf den Bauch
Mette le mani sulla pancia

15. Legen Sie die Hände auf den Brustkorb

Mette le braccia sul petto

16. Ihre Hände sollen vom Bauch bewegt werden wenn Sie einatmen

Le sue mani si dovrebbero muovere dalli pancia quando lei aspire.

Nützliches

Utile

1. Guten Tag
   Buon giorno

2. Tschüss
   Ciao

3. Bitte
   Prego

4. Danke
   Grazie

5. Locker lassen
   Rilasci

6. Tut es weh?
   Fà male?

7. Ist es besser so?
   Meglio cosi?

8. Stärker?
   Più forte?

9. Ja
   Si

10. Nein
   No

11. Es tut mir Leid, ich verstehe Sie nicht
   Mi dispiace, ma non la capisco

Schlusswort

Ich bedanke mich herzlich bei allen, die mir geholfen haben, diese "Little Physio-Serie" zu schreiben.

Danke an die Übersetzer, die Korrektur-Leser.

Vielen herzlichen Dank an meine Familie und an meine lieben Freunde, die mitgewirkt haben.

Danke auch an diejenigen, die ihre Stimme für die App und für die Videos geliehen haben.

Der größte Dank geht an meinem Mann, für alles was er für die Little Physio App gemacht hat und für den Rest auch...

Danke an Sie, die mein Buch oder meine Bücher gekauft haben :)

Wenn Ihnen dieses Buch gefällt, würde ich mich sehr freuen, einen netten Kommentar von Ihnen auf der Amazon-Seite zu lesen.

Literaturverzeichnis

Little Physio Serie:

Deutsch => Französisch
Deutsch => Englisch
Deutsch => Spanisch
Deutsch => Italienisch
Deutsch => Türkisch

The Big Little Physio:

Deutsch => Französisch, Englisch, Spanisch, Italienisch, Türkisch

www.ingramcontent.com/pod-product-compliance
Lightning Source LLC
Chambersburg PA
CBHW071802170526
45167CB00003B/1131